Corona

Der schwarze Tod

oder nur Grippe

Leo Leosano

Corona

Der schwarze Tod oder nur Grippe

Leo Leosano

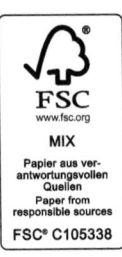

Bibliografische Information der Deutschen National-
bibliothek:
Die Deutsche Nationalbibliothek verzeichnet diese
Publikation in der Deutschen Nationalbibliografie;
detaillierte bibliografische Daten sind im Internet
über http://dnb.dnb.de abrufbar.
© 2020 Leo Leosano
Herstellung und Verlag: BoD – Books on Demand,
Norderstedt
ISBN: 978-3-7519-5036-7

VORWORT

Das Jahr 2020 beginnt bisher ein wenig holprig. Schon am 2. Januar eskaliert der Konflikt zwischen den USA und dem Iran mit einem tödlichen Raketenangriff auf einen Kommandeur des iranischen Militärs, woraufhin Donald Trump mit 80 Millionen Dollar Kopfgeld versehen wird; in Australien wütet das Buschfeuer und am 28. Januar wird der erste Fall einer Ansteckung des Coronavirus' in Deutschland bestätigt.

Ende März und beinahe zwei Monate später, muss Deutschland mit ganz anderen Zahlen leben. Über 6900 bestätigte Fälle und 17 Tote sind der Grund, weshalb Deutschland am 16. März seine Grenzen schließt. Tendenz der Neuinfektionen steigend (ca. 183000 Stand Ende Mai.2020). Laut Bundesregierung werden sich bis zum Ende der Krise insgesamt ca. 70% der deutschen Bevölkerung mit dem Virus infizieren, wenn kein zugelassener Impfstoff vorher zum Einsatz kommt.

Öffentliche Einrichtungen wie Schulen und Kitas, aber auch Fitnessstudios und schließlich auch Friseursalons werden geschlossen. Ansammlungen von mehr als zwei Personen werden untersagt und wer sich gegen einer der Beschlüsse sträubt, hat mit Ordnungsgeld ab zweihundert Euro bis zu fünftausend Euro zu rechnen.

Die Nachrichten und Medien quellen über von Informationen über diese Pandemie; die Bevölkerung ist in Panik, kauft Toilettenpapier und „igelt" sich zu Hause ein.

Doch sollten wir tatsächlich in eine Massenhysterie ausbrechen und Supermärkte leer kaufen?? Sollten wir alle Schulen, Universitäten und Geschäfte schließen und das Haus nicht mehr verlassen? Sollten wir uns jede Stunde die Hände waschen, unser Mobiltelefon desinfizieren und Mundschutz tragen? Welche Maßnahmen sind hilfreich und welche bloß ein verzweifelter Versuch einen Ausweg aus dieser Ausnahmesituation zu finden?

Wir beschäftigen uns in diesem Buch damit, was das Coronavirus eigentlich ist, wie es zu uns kam, was wirklich dagegen hilft und was das Virus für uns und unseren deutschen Staat bedeutet.

Bonus

Am Ende des Buches können die ersten 50 Leser einen gratis CD- Download vom Meditations-Erfolgscoach Fred Herbst bekommen, der uns ein Kapitel dieses Buches gewidmet hat.

DIE ENTWICKLUNG

Ein Virus wird erst Virus genannt, sobald es Zellen unseres Körpers befallen hat. Davor ist es ein Virion, ein infektiöser Partikel der sowohl menschliche, tierische und pflanzliche Zellen und sogar Bakterien befallen kann. Ein Virion verteilt sich dabei per Übertragung und dies über verschiedene Wege, wie zum Beispiel Tröpfchen- oder Schmierinfektion.

Die Zellen, die das Virus zur Vermehrung nutzt, befällt es, indem sich ein Virion an die Wirtszelle setzt und es ihr seine DNA injiziert. Daraufhin vervielfältigt die Zelle nicht nur ihre eigene DNA, sondern auch die des Virus', wodurch neue Virionen gebildet werden, die beim Verlassen der Wirtszelle, diese zerstören. Die neugebildeten Virionen befallen daraufhin andere Zellen. Die Vermehrung ist also schnell und unkompliziert und zerstört zudem noch viele eigene Zellen des Organismus'.

Viren können zu schlimmen Krankheiten führen, sind allerdings auch wichtig für die Wissenschaft. So können zum Beispiel antibiotikaresistente Bakterien mit Viren bekämpft werden.

Das Coronavirus, das sowohl Menschen als auch Tiere befällt, dessen Krankheitsverlauf bei einer leichten Erkältung bleiben kann, oft aber auch zu einer Entzündung der Atemwege führt und somit auch tödlich enden kann.

Coronaviren an sich sind schon seit den 1960ern bekannt. Corona ist das lateinische Wort für Krone und so sind Coronaviren, Viren, die eine zackige Oberfläche besitzen, eine Art Krone. Tatsächlich sind einige Erkältungen, die gerade in den kalten Monaten unter uns Menschen kursieren auf Coronaviren zurückzuführen und demnach nichts Besonderes oder großartig Besorgniserregendes.

Da das neuartige Coronavirus jedoch von einem Tier, wahrscheinlich einer Fledermaus, auf einen Menschen übertragen wurde, kam es wohl zu einer Mutation im Erbgut des Virus', um sich an die neue Umgebung anzupassen und wurde so zu einer gefährlichen Krankheit, die nun einzudämmen versucht wird.

DER AUFBAU

Der Aufbau von Viren ist recht simpel. Sie bestehen hauptsächlich aus Erbgut, Proteinen und einer Hülle. Das Erbmaterial ist dabei entweder DNA oder RNA. Dementsprechend unterscheidet man dort zwei verschiedene Virusarten.

In unserem Fall des Coronavirus', haben wir es mit einem RNA-Virus zu tun, der durch das weniger stabile Erbgut Ribonukleinsäure (engl. ribonucleicacid) schneller zu Mutationen neigt und dadurch anpassungsfähiger ist.

Die Genanzahl ist unterschiedlich und schwankt bei kleinen Viren ab neun bis zu großen Viren mit mehreren hundert.

Ein Kapsid, das aus einer komplexen Proteinstruktur besteht, umschließt das Erbgut des Virus' und schützt es. Einige Viren bestehen ausschließlich aus ihrem Erbmaterial und einem Kapsid, andere werden noch von einer Hülle aus Lipiden und Glykoproteinen umgeben. Da die Glykoproteine aus der Hülle hervorragen, werden sie auch als Spikes bezeichnet.

Die Oberflächenstruktur spielt zur Unterscheidung der Viren eine große Rolle. Viren mit Hülle sind beispielsweise in der Lage sich so anzupassen, dass sie von der Immunabwehr des Wirtes größtenteils unerkannt bleiben und so zu einer größeren Gefahr werden.

Das neuartige Coronavirus ist ebenfalls behüllt, aber auch das Influenza- und Ebolavirus zählen zu Viren mit Hülle.

DER AUSBRUCH

Das Jahr 2019 schloss in Wuhan, China mit dem Ausbruch des Coronavirus' ab, das eine gute Woche später, am 7. Januar 2020 als eben dieses auch identifiziert wurde.

Anfangs schien es »nur die Lungenentzündung aus China zu sein«, die mittlerweile alle Menschen rund um den Globus betrifft und einschränkt.

Doch wie kam es überhaupt zum Ausbruch, und wie gelangte das Virus nach Deutschland?

Es wird vermutet, dass Fledermäuse, die als Träger vieler Krankheiten bekannt sind, auch dieses Mal das Virus in sich trugen und durch den Verzehr dieser Fledermäuse, der Mensch damit in Kontakt kam. Das Virus überträgt sich über Tröpfchen- und Schmierinfizierung ziemlich schnell. Mit Tröpfchen ist dabei der Speichel gemeint, der beim Husten und Niesen, aber auch beim Sprechen in die Luft gelangt und von dort aus in die Atemwege oder Schleimhäute einer anderen Person.

Da das Coronavirus ein relativ großer Virus ist, sinkt es in der Luft recht schnell ab, weswegen ein Abstand von zwei Metern ausreichend ist, um durch die Tröpfchen nicht infiziert zu werden. Diese sinken aber beispielsweise auf Tischplatten ab und sind dort als Schmierinfektion trotzdem noch erregend.

Schmierinfektion ist zum Beispiel auch möglich, wenn ein Erkrankter sich in die Hand niest und danach eine andere Hand oder eine Türklinke berührt.

Übertragen sich die Erreger so auf die Hand eines anderen Menschen und greift er sich daraufhin an den Mund, die Nase oder die Augen, kann das zur Infektion führen.

Da wir in einer globalisierten Welt leben, in der wir ohne großen Aufwand und viel Geld verreisen und uns über Grenzen hinwegbewegen können, gelangen Viren und andere Krankheitserreger leichter von einem Ort zum anderen. Durch unsere Mobilität war es also nur eine Frage der Zeit, bis das Coronavirus aus dem asiatischen Raum auch in alle anderen Teile der Welt und damit auch zu uns nach Deutschland gelangte.

Außerdem ist es schwer die Verbreitung des Virus' einzudämmen. Die Inkubationszeit, also die Zeitspanne, in der man mit dem Virus infiziert wurde und damit ansteckend ist, jedoch noch keine oder nur sehr geringe Symptome zeigt, beträgt bei dem Coronavirus bis zu vierzehn Tagen und kann deshalb lange unerkannt weitergetragen werden.

Coronavirus, Grippe und SARS

Die Symptome bei dem neuartigen Coronavirus und dem Influenzavirus (Grippe) sind sich äußerst ähnlich: Husten, Schnupfen, Gliederschmerzen, Fieber und das uns allen bekannte Krankheitsgefühl.

Das neuartige Coronavirus endet im schlimmsten Fall in einer Lungenentzündung, jedoch kann sich auch ein Grippevirus unter Umständen in eine Infektion der Atemwege entwickeln. Da die beiden Viren also so schwer bis unmöglich auseinander zu halten sind, werden bloß die Personen auf das Coronavirus getestet, die in Verbindung mit einer bereits erkrankten Person standen oder sich in einem Risikogebiet (bevor die Grenzen geschlossen wurden) aufgehalten haben und daraufhin Symptome zeigten. Das Virus ist recht schwer und sinkt deshalb schnell ab, weshalb eine Infizierung bloß möglich ist, wenn man der erkrankten Person näher als zwei Meter kommt.

Influenzaviren sind hingegen sehr leicht und klein und können deshalb über weite Strecken in der Luft schweben, was die Infizierung begünstigt. Auch die Inkubationszeit ist sehr gering und schwankt zwischen einigen Stunden oder Tagen.

Hinzu kommt die letzte Pandemie mit einem verwandten Erreger 2002: SARS- Coronavirus.

SARS und das neuartige Coronavirus stammen aus derselben Virusfamilie, weshalb das 2019/2020 wütende Virus auch den Namen SARS-CoV-2 und das 2002/2003 ausgebrochene Virus mittlerweile SARS-

CoV-1 genannt wird. Die aus dem neuartigen Coronavirus resultierende Krankheit heißt COVID-19.

Da die beiden Viren sich so ähnlich sind, ist dementsprechend auch der Krankheitsverlauf derselbe: Atembeschwerden, Fieber, Kopf-, Hals- und Muskelschmerzen und schlussendlich möglicherweise eine Lungenentzündung. Diese Lungenentzündung tritt allerdings meist bei Menschen ab 50 Jahren und Menschen mit Vorerkrankungen, wie z.B. Diabetes, und Asthma auf, die deshalb zur Risikogruppe ernannt wurden.

Ein erwähnenswerter Unterschied ist allerdings die kürzere Inkubationszeit des SARS-CoV-1 im Gegensatz zum aktuellen Coronavirus. SARS macht sich bereits nach zwei bis sieben Tagen bemerkbar, während Corona zwei bis zu vierzehn Tage auf sich warten lässt.

Die Pandemie, die damals 2002 begann, endete schließlich am 19. Mai 2004.

Wir befinden uns in einer Grippewelle, entwickeln die typischen Frühlingsallergien und können uns an SARS-CoV-1 anstecken.

Die Unterscheidung von Influenza und Corona ist ohne Test nicht möglich.

Der schwarze Tod, die Spanische Grippe und Corona

Die Pest, auch bekannt als Schwarzer Tod, wütete in der Mitte des vierzehnten Jahrhunderts in Europa und der Welt und bedeutete für ungefähr ein Drittel der damaligen Weltbevölkerung den Tod (Schätzungen nach zwischen 20 und 50 Millionen).

Die Spanische Grippe brach zu Beginn des zwanzigsten Jahrhunderts aus und forderte in drei Infektionswellen bis zu fünfzig Millionen Opfer.

Nun 2020 haben wir es erneut mit einer Pandemie zu tun: COVID-19.

Aber ist es wirklich das nächste große Massensterben? Die nächste Pandemie, die in die Geschichtsbücher eingeht?

Der wohl eindeutigste und wichtigste Unterschied zwischen der Pest und unserer vorherrschenden Pandemie besteht darin, dass es sich bei dem Erreger der Krankheit Pest um ein Bakterium handelt - um genau zu sein, um das Bakterium *Yersinia Pestis* - und die Lungenkrankheit COVID-19 von dem Virus SARS-CoV-2 hervorgerufen wird.

Bakterien und Viren unterscheiden sich nicht nur in Größe und Aufbau, sondern, vor allem für unseren Vergleich wichtig, in der Behandlungsmethode.

Bakterien sind deutlich größer als Viren, beinahe hundertmal so groß und besitzen im Gegensatz zu ihren krankmachenden Freunden eine Zellwand und

Innenstruktur sowie andere Organellen (die *Organe der Zelle*) wie Ribosome oder das Zytoplasma. Und auch bei der Vermehrung sind die Bakterien den Viren deutlich überlegen. Während Bakterien sich selbstständig teilen und sich so fortpflanzen kann, sind die Viren auf die körpereigenen Zellen als Wirt angewiesen, in den sie ihr Erbgut geben und es kopieren lassen.

Doch in einem Punkt kann das Bakterium mit dem Virus nicht mithalten. Die Behandlung und damit das Abtöten von Bakterien ist mit Antibiotika leicht möglich, während man bei Viren bisher noch keine solche Methode gefunden hat. Das Hemmen der Vermehrung von Viren ist bedingt möglich oder auch die Prävention vor der Ansteckung mit einer Impfung ist bisher das einzige, effektive Mittel, mit dem man den Viren Einhalt gebieten kann.

Eine durch ein Bakterium ausgelöste Krankheit wie die Pest, wäre in unserer heutigen, fortschrittlichen Welt keine Bedrohung mehr, da wir eine sichere Behandlungsmethode besitzen, die uns effektiv helfen kann.

Da es im vierzehnten Jahrhundert jedoch noch keine Antibiotika gab, waren die Menschen ähnlich hilflos, wie wir es momentan in unserer Situation mit dem Coronavirus sind, für das wir noch keine Behandlung gefunden haben. Doch unsere fortschrittliche Hygiene und unsere getroffenen Maßnahmen, uns vor dem Virus schützen zu können, dämmt das Sterben und die Krankheitsfälle massiv ein.

Auch bei der Spanischen Grippe, die vom Influenzavirus ausgelöst wird und demnach auch keine Antibiotika helfen, war die Forschung bei weitem noch nicht so ausgearbeitet wie sie es heute ist. So hielten die Mediziner und Forscher die Spanische Grippe zu Anfang erst für eine Lungenpest, also ein Bakterium und konnten dementsprechend nicht wirksam gegen das Virus angehen. Die Maßnahmen, die bei dem Ausbruch der Grippe durchgeführt wurden, waren nahezu wirkungslos. Die Quarantäne der Erkrankten auf Schiffen, war Aufgrund des ersten Weltkrieges, der zum Ausbruch der Grippe gerade sein Ende fand, unmöglich und auch die Behandlung mit beispielsweise heißen Bädern oder kalten Umschlägen sowie die medikamentöse Behandlung, die sich ausschließlich auf die Symptome wie Fieber oder Husten beschränkte, zeigten kaum Wirkung und führten so zu den vielen Toden.

Heute, mit der modernen Technik und der schnellen und präzisen Forschung sind wir dem allen weit voraus. Wir können schneller gegen das Virus vorgehen, uns besser davor schützen und Erkrankte effizienter betreuen und behandeln. Außerdem können wir uns auf einen Impfstoff konzentrieren, um unserer Pandemie schnell ein Ende zu bereiten, an den man damals zur Zeit der Spanischen Grippe noch nicht glauben konnte.

Eine Eskalation wie zu Zeiten der Pest oder der Spanischen Grippe sind bei dem Virus SARS-CoV-2 demnach nicht zu erwarten.

(Weiteres zum Thema Grippe und Corona können Sie auch im folgenden Band »Corona made in USA?« nachlesen).

DIE GEFAHREN

Das Coronavirus, das durch seine große Verwandt-schaft zu dem SARS-CoV von 2002, auch SARS-CoV-2 genannt wird, ist nicht so gefährlich wie sein Vor-gänger. SARS führte zu seiner Zeit, während der Pan-demie von 2002 bis 2004 zu schweren Atemwegsin-fektionen, was bei dem neuartigen Coronavirus bloß in vereinzelten Fällen und vor allem bei älteren Men-schen ab 50 Jahren und Menschen, die unter Vorer-krankungen leiden, auftritt.

Menschen, die nicht zu dieser Risikogruppe zäh-len, auch Kinder nicht, haben einen recht milden Krankheitsverlauf, der in vielen Fällen kaum Symp-tome zeigt.

Da SARS-CoV-2 höchstwahrscheinlich von einer Fledermaus auf einen Menschen übergesprungen ist, hat er sich in der neuen Umgebung mutiert. Diese Mutation kann unter anderem dazu führen, dass das Virus langlebiger und seiner Umgebung deutlich bes-ser angepasst ist, also von unserem Immunsystem lange nicht erkannt wird, woraus die lange Inkubati-onszeit resultieren könnte. Außerdem kann die Mu-tation für eine höhere Infektiosität, also eine gestei-gerte Ansteckungsrate sorgen.

Das Coronavirus verbreitet sich schnell und bleibt lange Zeit unentdeckt, manche Infizierte wissen über-haupt nicht, dass sie infiziert wurden und können dadurch andere Menschen anstecken. Deshalb wächst die Rate der Infizierten exponentiell und ist schwer einzudämmen.

Trotz der minder schweren Symptome, die nur in sehr seltenen Fällen eskalieren, ist das Coronavirus gefährlich. Durch die hohe Infektiosität erkranken schnell viele neue Menschen, die behandelt werden sollen. Doch unsere Krankenhaus- und Medizinerkapazität ist begrenzt und schnell mit der Situation überfordert. Es gibt zu wenige Ärzte, zu wenig Pflegepersonal und zu wenige Krankenbetten, die zur Verfügung stehen, um die steigenden Infektionsrate tragen zu können. So wird das Virus zum Problem.

Um das zu verhindern wurden durch den sogenannten „Shutdown" die meisten Geschäfte und Behörden geschlossen. Folglich gingen die Infektionszahlen zurück, und die Betten in den Krankenhäusern, die mühsam durch die Verschiebung nicht dringlicher Operationen für Coronapatienten freigehalten wurden, standen leer.

Die Verbreitung

Während das neuartige Coronavirus erstmals Ende Dezember 2019 in der chinesischen Stadt Wuhan auftrat, wuchs es innerhalb eines Monats zu einer Epidemie Chinas heran.

Im Februar 2020 gab es den ersten Todesfall in den Philippinen und damit den ersten Todesfall außerhalb Chinas. Im Laufe des Februars kam es zu Todesfällen in Frankreich und Italien. Und bereits im März hatte sich das Virus auf weitere 195 Länder beziehungsweise Territorien ausgebreitet, davon 18 in Asien, 19 im Nahen und Mittleren Osten, 27 in Afrika, 54 in Europa, 37 in Amerika und 4 in Australien und Ozeanien.

Daraufhin wurde am 11. März die Epidemie zur Pandemie erklärt und damit zu einem globalen Problem.

Das Virus breitete sich schnell u.a. in China und Südkorea und dem Iran aus. In Europa wütete es vor allem in Italien und Madrid, wo es viele Todesopfer brachte. Mittlerweile (stand Ende Mai 2020) ist die USA am schlimmsten betroffen, gefolgt von Brasilien, Russland (viele Infizierte aber verhältnismäßig wenig Tote wegen anderer Zählweise) und Großbritannien.

Da wir in einer globalisierten Welt leben, war einer der ersten Maßnahmen, die viele Länder trafen, ihre Grenzen zu schließen und damit eine größere Infizierung über die Landesgrenzen hinweg zu verhindern.

Es wurde um ausreichend Hygiene gebeten; Schulen und Kitas wurden zuerst geschlossen, daraufhin jegliche Großveranstaltung, an der mehr als 1000 Menschen beteiligt waren, abgesagt. Später wurden diese Absagen auch auf Versammlungen von 100 Menschen erweitert, sodass beispielsweise Hochzeiten abgesagt werden mussten.

Um die Verbreitung einzudämmen und zu verlangsamen greifen viele Staaten zu Quarantänemaßnahmen und Ausgehverboten. Daraufhin darf die Bevölkerung nur noch zum Einkaufen von Lebensmitteln und Medikamenten aus dem Haus und muss bei Verstößen mit Sanktionen rechnen. Damit wollen sie die Situation unter Kontrolle halten und die Krankenhäuser vor Überforderung schützen.

Auch Deutschland sorgt für Schließungen von beispielsweise Kneipen, Fahrschulen, Spielplätzen und Restaurants sowie erweiterten Öffnungszeiten für Supermärkte. Auch das Verbot von Menschenansammlungen wurde bald auf solch kleine Gruppen beschränkt, dass es schnell uns alle betraf. Erst nicht mehr als zehn Leute, dann fünf und plötzlich war es uns untersagt, uns mit mehr als einer Person in der Öffentlichkeit zu treffen. Ein Jeder, der sich trotz des über Wochen und auch über die Osterfeiertage geltende Kontaktverbot, mit Freunden trifft, hat mit einem Bußgeld von ungefähr zweihundert Euro zu rechnen. Bei mehrfachem Verstoßen kann sogar eine Freiheitsstrafe verhängt werden.

Die Verbreitung wirkt sich natürlich auch auf alle medizinischen Einrichtungen aus. Die Krankenhäuser und Arztpraxen waren anfangs schnell überfüllt. Um die Praxen, die Angestellten und die Patienten vor Quarantänemaßnahmen zu schützen, sollten sich die Menschen mit Krankheitssymptomen als Vorsichtsmaßnahmen nur noch telefonisch bei ihrem Arzt melden.

Eine Krankschreibung von einer Woche und die Bitte, jegliche Kontakte zu meiden, folgten auf diesen Anruf.

Das Blatt wendete sich dann kurz darauf, als die Patienten mit nicht Corona-Erkrankungen dann auch die Arztpraxen mieden.

Aus Angst vor Ansteckung in den Wartezimmern, wurden die Arztpraxen und auch die Krankenhäuser dann mit der Zeit immer weniger, und häufig nur noch in dringenden Fällen besucht. Besonders in den Krankenhäusern führte das dazu, dass Patienten häufig sehr spät und manchmal erst zu spät ins Krankenhaus kamen. Das verursachte Folgeschäden bis hin zum Tode.

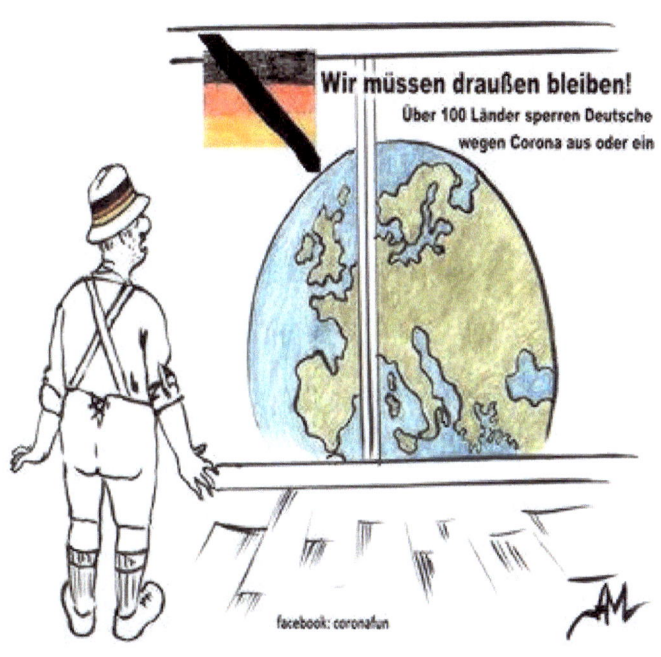

Die Übertragungswege

Das Coronavirus verbreitet sich hauptsächlich über Tröpfcheninfektion, allerdings auch über Schmierinfektion.

Obwohl die Tröpfcheninfektion der häufigste Überträger des Virus' ist, können Sie der Infektion durch genügend Abstand zu anderen Personen und häufiges Händewaschen entgegenwirken. Das Coronavirus ist deutlich größer als beispielsweise ein Influenzavirus. Während das leichte Grippevirus in der Luft bleibt und so länger und über einen größeren Radius hinweg übertragungsfähig ist, sinkt SARS-CoV-2 durch sein Gewicht in der Luft schnell ab und ist bereits nach drei Stunden nicht mehr in der Luft nachzuweisen. Somit ist das Virus nur übertragbar, wenn Sie sich in höchstens zwei Meter Entfernung zu der infizierten Person befinden.

Hustet, niest oder gähnt der Infizierte beispielsweise in seine Hand, befinden sich die Viren dort so lange, bis sie der Patient durch gründliches Händewaschen- oder Desinfizieren eliminiert oder sie absterben. Schütteln Sie einer Person mit Viren an den Händen (wenn diese sich beispielsweise vorher in die Hand geniest oder gehustet hat), die Hand und greifen sich daraufhin an Mund, Nase oder Augen, kann auch das zu einer Infektion führen. Deswegen ist gründliche Handhygiene äußerst wichtig.

Doch auch durch andere Schmierinfektion ist das Coronavirus übertragbar. Auf Kunststoff und Edelstahl, also zum Beispiel an Einkaufswägen, Haltegriffen in Bussen und Türklinken, überlebt das Virus bis zu 72 Stunden. Auf Pappe und Papier wie auf Briefen, Zeitungen und Magazinen, lebt das Virus noch bis zu 24 Stunden nach der Übertragung. Andere Quellen berichten, dass das Virus sogar bis zu neun Tage lang auf Oberflächen wie Glas, Metall und Kunststoff überleben kann. Auch die Übertragung des Virus` durch frisch zubereitete Lebensmittel, insbesondere durch Kaltspeisen, z.B. wenn durch Niesen oder Gespräche in der Küche, Tröpfchen eines Infizierten, der keine Schutzmaske trägt ins Essen gelangen, kann nicht ausgeschlossen werden. Die Übertragung durch Fliegen, (fäkal-oral über das Essen) oder Mücken (über das Blut) konnte bisher (Stand der Auflage) nicht eindeutig nachgewiesen werden. Besonders Obst, Gemüse und Fleisch aus dem Supermarkt sollten vor der Zubereitung und dem Verzehr gut gewaschen und das Fleisch gut gekocht oder durchgebraten werden. Das gilt nicht nur wegen den Viren, sondern auch zur Vermeidung einer Bakterieninfektion. Wenn Viren und Bakterien gleichzeitig den Körper schwächen, kann das Ausmaß verschlimmert werden.

Die Symptome

Ein Symptom der Krankheit COVID-19, das beinahe alle Erkrankten bestätigen, ist der Verlust von Geschmacks- und Geruchssinn, der allerdings erst im späteren Verlauf der Krankheit eintreten würde.

Fieber und trockener Husten sind allerdings die am häufigsten auftretenden Symptome. Darauf folgen Abgeschlagenheit und das Aushusten von Schleim. Laut der Weltgesundheitsorganisation gaben bloß 18,6 % der befragten Infizierten an, dass sie unter Kurzatmigkeit leiden würden und auch Kau- und Kiefergelenkschmerzen wurden bloß von 14,8 % bestätigt.

Noch seltener kommt es allerdings zu Hals- und Kopfschmerzen oder zu Schüttelfrost. Und bloß höchstens 5 % der Befragten gaben Übelkeit und Erbrechen, eine verstopfte Nase und/ oder Durchfall als Symptome ihrer durch das Virus SARS-CoV-2 hervorgerufenen Krankheit an.

Der Verlauf der Krankheit endend in eine Lungenentzündung ist ausschließlich in wenigen Fällen zu dokumentieren.

Die hier aufgezählten Symptome sind allerdings auch typisch für das Influenzavirus und andere Erkältungen, die in den Wintermonaten häufig auftreten und lassen also nicht eindeutig auf das Coronavirus schließen.

DER KRANKHEITSVERLAUF

Genauso verschieden, wie die Symptome von CO-VID-19 sind, genauso unspezifisch ist auch der Krankheitsverlauf.

Die Verläufe reichen von Patienten ohne Symptome bis hin zu Patienten, die an Lungenversagen starben. Allerdings verläuft die Infektion mit einem SARS-CoV-19 Virus bei ca. 80% der Betroffenen sehr milde ab. Dabei klagen die Patienten meist über Husten, Fieber und Geschmacks- und Geruchssinnverlust.

Im Gegensatz zu den meisten anderen Erkältungen oder auch der Grippe, kommt es bei dem neuartigen Coronaviurs nur in sehr seltenen Fällen zu Niesreiz bei den Infizierten.

Nur 6% aller Fälle gerieten während der klinischen Behandlung in einen kritischen bis lebensbedrohlichen Zustand.

Die Erreger des Coronavirus' vermehren sich zum größten Teil im Rachenraum, was mit einem milden Krankheitsverlauf einhergeht. Breitet sich der Erreger allerdings bis in die Atemwege aus, kann es zu einer Lungenentzündung und Atemnot führen. Da dieser Verlauf aber nur in sehr seltenen Fällen auftritt, ist keine Panik geboten, sollten Sie mit dem Virus infiziert worden sein.

DIE ANSTECKUNG ÜBER TIERE

Tiere sind oft Überträger für viele Krankheiten, die auch den Menschen betreffen können.

Der stark mit dem neuartigen Coronavirus verwandtem SARS-CoV-1 wurde von Zibetkatzen übertragen und auch bei anderen Tieren sind Coronaviren nichts Außergewöhnliches. Jedoch sind diese Erreger, die beispielsweise Hunde, Katzen und Schweine befallen, ungefährlich für den Menschen und nicht auf ihn übertragbar.

Weder Nutztiere noch Haustiere sind also eine Gefahr für unsere Gesundheit und sind auch bei dieser Pandemie nicht gefährdet, sich mit dem SARS-CoV-2 anzustecken Trotzdem kann nicht ganz ausgeschlossen werden, dass sich beispielsweise Viren von kontaminierten Oberflächen an der Schnauze und Zunge der Tiere festgesetzt haben und damit auf den Menschen übertragbar wären. Bei „Malaysischen Tigern" in einem Zoo in den USA hat eine Übertragung vom Menschen zum Tier bereits stattgefunden. Schon nach der ersten SARS Pandemie 2002 bis 2004, vermuteten die Wissenschaftler, dass das Virus zwar keine Menschen mehr befiel, aber immer noch im Tierreich kursieren würde. Eine durch eine Mutation hervorgerufene Infizierung von Menschen war also nicht auszuschließen.

Ob das aktuell kursierende Coronavirus SARS-CoV-2 von einer Fledermaus übertragen wurde, ist jedoch noch nicht geklärt. Einige vermuten, dass infizierte Fledermäuse in Wuhan konsumiert wurden, das Virus mutierte und so Menschen befiel.

Virologen konnten in dem Kot jeder zehnten Fledermaus, auch außerhalb Chinas, Coronaviren nachweisen, die aber meist ungefährlich für den Menschen eingestuft wurden.

Andere vermuten, dass das Virus aus einem Fledermaus-Labor ausgebrochen sein könnte.

Geklärt ist die Frage, woher das Virus kommt noch nicht (auch mit diesem Part wird sich das 2. Coronabuch näher beschäftigen).

Die Risikogruppe

Das Coronavirus hat, wie in dem Kapitel »Der Krankheitsverlauf« bereits erwähnt, einen oftmals sehr milden Verlauf, doch wie bei jeder anderen Krankheit auch, gibt es auch bei COVID-19 bestimmte Risikogruppen, die sich leichter mit dem Virus infizieren und deren Krankheitsverlauf gravierender ablaufen könnte, als bei anderen Personengruppen.

Ältere Menschen ab einem Alter von ungefähr 50 bis 60 Jahren gehören zu dieser Risikogruppe, vor allem wenn sie zudem Vorerkrankungen haben. Menschen mit Vorerkrankungen, wie zum Beispiel Herzkreislaufstörungen, Diabetes,

Atemwegserkrankungen sowie Leber-, Nieren oder Krebserkrankungen sind allerdings auch ganz unabhängig von ihrem Alter gefährdet. Auch Raucher sind gefährdeter als Nichtraucher. Das könnte auch ein Grund mit sein, dass mehr Männer als Frauen von einem schweren COVID-19 Verlauf betroffen sind. Die meisten Raucher sind männlich.

Da das Immunsystem zur Abwehr von Krankheitserregern dient, sind demnach auch Menschen mit Immunschwächen oder Menschen, die Medikamente einnehmen, die die Immunabwehr unterdrücken, wie zum Beispiel Cortison, Teil dieser Risikogruppe.

Der Umgang mit Kindern

Bisher ist feststellbar, dass vergleichsweise selten Kinder und schwangere Frauen an dem Virus schwer erkranken.

Kinder, die in Schulen und Kindergärten unterwegs sind, haben ein gut trainiertes Immunsystem, das einiges aushält. Zudem ist zu erkennen, dass die meisten Kinder keine oder kaum Symptome durch das Virus zeigen. Andere anstecken können sie aber trotzdem. Das könnte beispielsweise gefährlich werden, wenn das Kind mit der herzkranken Oma kuschelt.

Außerdem wird es vor allem schwer zum Beispiel Kindergartenkinder das Niesen und Husten in die Armbeuge beizubringen oder ihnen verständlich zu machen, wieso Abstandhalten zu den Großeltern jetzt so wichtig ist.

Die Ausnahmesituation, die durch das Coronavirus in Deutschland und vielen anderen Ländern entsteht, ist für Kinder nicht leicht zu verstehen. Und gerade Schulkinder sollten diese schwierige und neue Situation nicht mit Ferien verwechseln.

Schulen versorgen die Schüler und deren Eltern mit Lernmaterial, das geregelt in den Tag eingebaut werden sollte. Diese Art von Struktur soll den Kindern ein Gefühl von Sicherheit und Normalität vermitteln.

Um den Plan der Staaten, durch Meiden sozialer Kontakte das Virus einzudämmen, umsetzen zu können, sollte den Kindern durchaus erklärt werden, warum sie sich nicht mit ihren Freunden treffen dürfen, um der Allgemeinheit zu helfen.

DAS VERHALTEN NACH DER INFEKTION

Da die Symptome des Coronavirus' mit denen einer Grippe größtenteils übereinstimmen, ist eine Selbstdiagnose nicht möglich. Und da wir uns mitten in der typischen Grippezeit befinden, sich Frühlingsallergien melden und die Angst vor dem SARS-CoV-2 groß ist, melden sich unglaublich viele Menschen mit Krankheitssymptomen und wollen auf Corona getestet werden.

Dass das bei allen nicht möglich ist, ist wohl naheliegend. Deshalb muss unser Gesundheitssystem einfach Prioritäten setzen. Menschen, die mit einer infizierten Person in Kontakt standen, werden informiert und müssen sich umgehend testen lassen, egal ob sie Symptome haben oder nicht. Denn die Krankheit ist tückisch. Bei manchen Infizierten meldet sie sich erst nach 14 Tagen oder bleibt völlig symptomlos, ist aber trotzdem ansteckend und kann somit andere Menschen infizieren.

Im März wurden Rückkehrer aus sogenannten Risikogebieten, die anschließend Symptome zeigten, getestet.

Wurden sie daraufhin positiv auf das Coronavirus getestet, wurden sie unter Quarantäne gestellt. Diese ist einzuhalten wird im schlimmsten Fall gerichtlich mit einer Einschließung in ein Krankenhaus bewerkstelligt. Dieser Fall tritt allerdings nur ein, wenn sich der Patient vehement gegen die Isolationsmaßnahme wehrt.

Die Quarantäne an sich dauert mindestens 14 Tage an, genauso lange wie die Inkubationszeit des Virus' betragen kann. Wer mit einer infizierten Person zusammenlebt steht automatisch auch unter Quarantäne. Beispielsweise Einkäufe müssen dann Freunde, Familie, Nachbarn oder ein Lieferdienst übernehmen und diese vor der Haustür der Quarantänemitglieder abstellen.

Zudem verordnete das Gesundheitsamt, dass Menschen, die unter Isolation stehen ihre Symptome protokollieren müssen, unter anderem zwei Mal täglich Fiebermessen.

Nach den vergangenen zwei Wochen Quarantäne werden die Betroffenen erneut getestet. Je nachdem wie der zweite Test ausfällt, ist die Quarantäne beendet oder wird verlängert.

Eine flächendeckende Ausweitung der Coronatests, auch bei Personen, die keine Symptome zeigten, führte beispielsweise in Südkorea und Singapur dazu, Neuinfektionen im Griff zu behalten. Auch eine in Windeseile entwickelte Handy App, die die Bevölkerungsprofile von Infizierten und deren Kontaktpersonen sammelte, trug dazu bei. Ähnliche Apps sind auch in Deutschland in Planung.

DIE BEHANDLUNG

Da die Krankheit COVID-19 von einem Virus hervorgerufen wird und nicht etwa von Bakterien, ist eine Behandlung schwierig.

Antibiotika beispielsweise kann die Oberflächenstruktur von Bakterien erkennen und sie entweder abtöten, indem sie ihre Zellwand zerstören oder ihre Vermehrung stoppen. Da Viren weder eine Zellwand noch einen eigenen Stoffwechsel besitzen, können Antibiotika bei einem viralen Infekt nichts ausrichten. Anstatt also das Virus an sich zu bekämpfen, werden die vom Virus hervorgerufenen Symptome behandelt, wie zum Beispiel durch fiebersenkende oder schmerzlindernde Mittel.

Demnach gibt es auch für das Coronavirus noch keine medikamentöse Behandlung, die die Verbreitung der Viren eindämmt oder sogar abtötet.

Allerdings forscht aufgrund der aktuellen Pandemie an Medikamenten, die gesamte Welt an Behandlungsmethoden.

Die Forscher untersuchen vor allem antivirale Medikamente, die die Vermehrung der Viren behindern und somit ihr Eindringen in die Lungenregion verhindern sollen. Außerdem starten einige Erprobungen an freiwilligen Erkrankten mit Medikamenten, die gegen andere Viren oder Erkrankungen helfen sollen, wie zum Beispiel HIV, Grippe, Hepatitis C, Malaria, Lungenerkrankungen oder Ebola. Auch Immunmodulatoren sollen zum Einsatz kommen, um den Schaden, den die Abwehrreaktion des Körpers auf das Virus verursachen sollte, zu begrenzen.

Derzeit werden hauptsächlich die Vorerkrankungen der Infizierten behandelt, um den Verlauf von COVID-19 zu mildern. Da verhältnismäßig viele Schwerkranke Coronapatienten an Lungenembolien sterben, soll vermehrt auf blutverdünnende Medikamente gesetzt werden.

Ob und wann jedoch konstant wirkendes Medikament entwickelt wird, das das Virus tatsächlich stoppen kann, ist noch nicht sicher.

DIE PRÄVENTIONSMAßNAHMEN

Viele Staaten dieser Welt übernehmen bereits zahlreiche Vorsichtsmaßnahmen, um eine Eskalation der Ausbreitung von COVID-19 zu verhindern.

Das Achten auf Hygiene, zum Beispiel auf richtiges und sorgsames Händewaschen und das Desinfizieren von Handys wurde der Bevölkerung ans Herz gelegt. Das soll die Übertragung von Hand zu Hand eindämmen. Die Virushülle von COVID-19 ist gegen Desinfektionsmittel aber auch gegen Seife, im Vergleich zu anderen Viren, besonders anfällig. Außerdem sollte man von Anfang an einen gewissen Sicherheitsabstand von 1,5 bis 2 Metern einhalten, um die Tröpfcheninfektion zu verhindern.

Großveranstaltungen wie Konzerte oder Festivals von über 1.000 Beteiligten wurden zuerst abgesagt; die Anzahl der Beteiligten wurde aber schnell auf 500 und dann auf 100 abgestuft, sodass auch Hochzeiten abgesagt werden mussten.

Die Busfahrer und deren Gäste wurden schnell vor möglichen Infektionen geschützt, indem das Ein- oder Aussteigen im vorderen Bereich des Busses durch Absperrbänder untersagt wird.

Seit dem 16. März sind alle Schulen, Universitäten und Kitas in Deutschland bis zu den Osterferien geschlossen worden. Danach hat man damit begonnen einige Schulen, vor allem erstmal der unteren Klassen wieder zu öffnen. Meistens konnte nur die Hälfte der Schüler am Unterricht teilnehmen, um den

Sicherheitsabstand im Klassenzimmer besser zu gewährleisten. Die andere Hälfte, wie auch die Schüler der geschlossenen Schulen und Universitäten, konnten per „Home-Learning" partizipieren.

Viele geschlossene Kindertagesstätten und Schulen, die Kinder von der ersten bis zu sechsten Klasse unterrichten, stehen in vielen Bundesländern trotzdem noch für Notdienste bereit. Diese sind für Eltern, die beispielsweise in medizinischen Berufen arbeiten und ihr Kind nicht betreuen können.

Der Besuch von Krankenhäusern, Alten- und Pflegeheimen sowie von psychiatrischen Einrichtungen war größtenteils lange untersagt.

Weitere Maßnahmen, die der deutsche Staat beschlossen hatte, waren die Schließungen von sämtlichen Geschäften. Von Schließungen betroffen waren auch Friseure, Sport- und Spielplätze sowie Fitnessstudios, Schwimmbäder und andere Freizeitaktivitäten wie Museen und Theater. Ausgenommen von diesen Schließungen waren dabei Supermärkte, Lebensmittelgeschäfte, Drogerien, Apotheken und Tankstellen, die durch die Pandemie auch unter der Woche bis 22:00 Uhr und auch sonntags geöffnet haben dürfen (Tankstellen wie gewohnt länger). Dabei gibt es häufig eine begrenzte Anzahl von Besuchern, die den Supermarkt betreten dürfen und die Kassen der Geschäfte sind oft mit sogenannten »Spuckschützen« ausgestattet - Plexiglasscheiben -, die die Kassiererinnen vor einer möglichen Tröpfcheninfektion schützen sollen. Die Schlangen vor den Kassen sind mit Markierungen auf den Böden drapiert, um die

Anstehenden an einen Sicherheitsabstand von 1,5 Metern zu animieren. Auch Banken und die meisten Behörden wurden geschlossen bzw. auf „Home-office" umgestellt. Die Lieferdienste waren noch permanent unterwegs, dafür waren Restaurants eingeschränkt, indem sie nur noch „Außer Haus" verkaufen und nicht mehr vor Ort Essen anbieten durften.

Anfang Mai wurden die Maßnahmen gelockert, da der befürchtete Ansturm auf die Krankenhäuser glücklicherweise größtenteils ausgeblieben war.

Restaurants und Cafés sind angehalten den Mindestabstand der Tische einzuhalten, und nicht mehr als 2 Personen, die nicht demselben Haushalt angehören zuzulassen. Die Gäste sollen ihre Kontaktdaten hinterlassen, damit im Falle einer COVID-19 Erkrankung mögliche Kontakte im Restaurant ebenfalls auf eine Ansteckung hin überprüft werden können.

Während Italien bald ein vollständiges Ausgangsverbot für seine Bevölkerung aussprach, von dem ausschließlich Lebensmitteleinkäufe ausgeschlossen waren, appellierte Deutschland vorerst an seine Bürger sich nicht mehr in großen Gruppen zu treffen und das Sozialleben weitgehend einzudämmen. Dies wurde jedoch nach mehrfacher Missachtung verschärft: Die Anzahl der Gruppenmitglieder sollte daraufhin nur noch fünf betragen und mittlerweile sind nur noch zwei Personen gestattet; ausgeschlossen sind dabei Haushalte und Familien. Ein Sicherheitsabstand von 1,5 Metern muss dabei in jedem Fall eingehalten werden.

Selbst können Sie nur das tun, was der Staat von uns fordert: Zuhause bleiben.

Die sozialen Medien machen es möglich, durch Telefon- oder Videoanrufe auch von unserem eigenen Heim aus, unsere Kontakte pflegen zu können, ohne dafür in Gruppen durch die Straßen zu laufen. Auch Besorgungen sollten wir auf das Minimum beschränken und statt in fünf verschiedene Läden vielleicht nur in ein oder zwei gehen. Sollten Sie erkrankt sein und wissentlich keinen Kontakt zu einem Infizierten gehabt haben und demnach auch möglicherweise keinen Coronatest gestattet bekommen, sollten Sie sich selbst unter Quarantäne stellen und sich mindestens eine Woche krankschreiben lassen. Dies am besten telefonisch beim Hausarzt (UD: seit 1.6.2020 nicht mehr telefonisch möglich).

Das wichtigste ist immer auf die Hygiene zu achten und vor allem nahe Kontakte insbesondere in geschlossenen Räumen zu meiden.

DER SCHUTZ

Für Ihren eigenen Schutz sollten Sie sich regelmäßig die Hände waschen. Dabei müssen Sie darauf achten, Handinnen- und -außenflächen nicht auszusparen, auch die Fingerzwischenräume und die Fingernägel sowie den Anfang der Handgelenke nicht zu vergessen. Mindestens 20 Sekunden sollten Sie für das Händewaschen vorsehen.

Vor allem, wenn Sie unterwegs waren und dabei beispielsweise andere Personen, Supermarktregale oder Haltestangen in Straßenbahnen oder Bussen berührt haben könnten, ist Händewaschen oder das Desinfizieren, sollten Sie gerade keine Gelegenheit zum Waschen haben, wichtig.

Auch das Desinfizieren von möglichen kontaminierten Gegenständen die Sie nach Hause tragen ist wichtig. Obst und Gemüse aus dem Supermarkt sollte man in dieser Zeit besonders gründlich abwaschen.

Einen zusätzlichen Schutz bieten dabei Handschuhe, das aber natürlich auch nur, wenn Sie sich mit besagtem Handschuh vor dessen Abziehen nicht ins Gesicht fassen oder ihn später nicht erneut berühren. Und auch nach dem Abziehen der Handschuhe ist das Händewaschen notwendig. Das Tragen von Handschuhen kann allerdings auch allgemein zu Unbehagen führen, indem Sie damit wirken, als wollen Sie nur sich selbst damit schützen, da Sie trotz der Handschuhe die Viren weiterhin überallhin verteilen können.

Generell ist das Fassen in oder an Auge, Mund und Nase zu vermeiden, gerade wenn Sie sich in der Öffentlichkeit aufhalten und dort vor allem in möglichen Kontakt mit Viren geraten könnten. Über die Schleimhäute kann es schnell zu einer Infektion führen.

Auch ein gestärktes Immunsystem kann Sie vor einer möglichen Infektion schützen oder zu einem milden Krankheitsverlauf beitragen. Dafür können Sie unter anderem auf eine ausgewogene und vitaminreiche Ernährung achten und sich an der frischen Luft bewegen. Dies ist wiederum auch mit der momentanen Ausnahmesituation in der Öffentlichkeit vereinbar, solange Sie den nötigen Sicherheitsabstand einhalten.

Das Abstandhalten ist in jedem Bereich des öffentlichen Lebens ein guter Schutz vor den Viren. Da das Coronavirus wie in vorherigen Kapiteln bereits erwähnt, zu einem schweren Virus gehört und deshalb schneller in der Luft absinkt, als beispielsweise ein leichtes Influenzavirus, reicht dabei ein Sicherheitsabstand von ein oder zwei Metern meist aus, um einer Infizierung aus dem Weg zu gehen, solange der Infizierte ebenfalls nötige Schutzmaßnahmen einhält.

In geschlossenen stickigen Räumen kann es allerdings besonders lange in der Luft bleiben. Deshalb wird ebenfalls zu häufigem Lüften (Durchzug) geraten, um die Anzahl der Viren in der Luft zu minimieren. Die Ansteckungsgefahr in stickigen Räumen ist viel größer als in gut durchlüfteten Räumen oder draußen.

Die frische Luft verhindert zudem das Austrocknen der Schleimhäute, die der erste Ort der Abwehrreaktionen darstellen.

Zudem kann das Lüften gerade in den Sommermonaten eine hohe und feuchtere Rauminnentemperatur und damit auch das Immunsystem begünstigen und auch das Virenwachstum, so von einigen Wissenschaftlern vermutet, reprimieren.

Gegenseitigen Schutz bietet ebenfalls das Niesen und Husten in die Armbeuge oder in ein Taschentuch, das daraufhin umgehend sorgfältig entsorgt wird.

DER MUNDSCHUTZ

Da sich der Erreger SARS-CoV-2 hauptsächlich über Tröpfcheninfektion verbreitet, ist der Schutz durch einen Mundschutz naheliegend, um die Erreger von seinen Schleimhäuten in Mund, Nase und Rachen fernzuhalten.

Auf Grund der großen Maskennot anfangs wurde sogar, in Krankenhäuser eingebrochen, um die chirurgischen Mundschutze und Desinfektionsmittel zu stehlen. Dass diese Art von Mundschutz allerdings häufig nur die möglicherweise infektiösen Tröpfchen des Trägers von der Umwelt abschirmt und nicht etwa den Träger vor anderen Erreger schützt, war den Einbrechern wohl nicht klar.

Masken, die tatsächlich vor dem Virus schützen, sind sogenannte Partikel-filternde Halbmasken der Stufe zwei und drei (FFP2, FFP3). Aber auch der Schutz dieser Masken ist begrenzt und hält ungefähr 40 bis 60 Minuten.

Ein Mundschutz kann hilfreich und schützend sein, wenn man den richtigen trägt und diesen regelmäßig wechselt. Allerdings sollte man sich nicht als einzigen Schutz auf den Mundschutz verlassen, da die Stärke des Schutzes für den Träger selbst bei Experten umstritten ist. Der Schutz Dritten gegenüber wird jedoch bestätigt.

Das Coronavirus ist ein recht schweres Virus und deshalb nur über einen kurzen Abstand in der Luft übertragbar. Deshalb reicht ein genügender Sicherheitsabstand zu anderen Personen und ausreichende Hygiene völlig aus, um sich vor dem Virus zu schützen.

Trotzdem rät der Staat sicherheitshalber mittlerweile zum Tragen von Masken. Das vielfache Tragen der Masken fördert allerdings auch eine gewisse Hysterie und Unbehagen in der Bevölkerung, wenn man beispielsweise man durch das Stadtzentrum oder das Kaufhaus geht und nur von „Maskierten" umgeben ist.

Nachdem die Stadt Jena und dann auch andere Städte die Maskenpflicht in Geschäften und öffentlichen Verkehrsmitteln eingeführt hatten, gilt sie seit dem 27.04.2020 deutschlandweit. Besonders wichtig hierbei ist, nach dem Absetzen der Maske die Hände zu waschen und beim Abnehmen möglichst die Luft kurz anzuhalten um nicht, die an der Außenseite befindlichen Viren einzuatmen und sie danach sofort zu entsorgen. Die meisten Masken sind Einwegmasken und nicht für eine weitere Anwendung vorgesehen.

Für diejenigen, die sie auf Grund des momentanen „Maskenmangels" dennoch wiederverwenden wollen, wird empfohlen die Masken bei mindestens 90 Grad Celsius mindestens 30 (besser 90) Minuten in dem vorgeheizten Backofen (ohne Umluft) zu erhitzen, damit alle Viren abgetötet werden.

Eine weitere Möglichkeit wäre, wenn man die Maske nicht täglich braucht, sie mindestens drei Tage am besten an der frischen Luft liegen zu lassen bis die Viren „verflogen" sind.

In Indien beispielsweise verfolgt man hierbei einen anderen Ansatz und setzt auf sogenannte UV-C Bestrahlung. UV-C Sonnenlicht wird von der Ozonschicht gefiltert und kann die Erde nicht erreichen. Es kann künstlich mithilfe von UV-C Lampen erzeugt werden. Ihre keim- und virentötende Wirkung ist lange bekannt und wird u.a. in New York schon seit Jahren zur Wasserreinigung eingesetzt. Neben der Wasserreinigung werden sie auch zur Desinfektion von Corona-Mundschutzmasken und wie in Indien teilweise auch von Lebensmitteln eingesetzt. In vielen Onlineshops bei uns sind auch handliche Versionen davon erhältlich. Eine Bestrahlung der Haut damit ist allerdings gefährlich und kann zu Verbrennungen und Hautkrankheiten führen.

Das Immunsystem

Ein starkes Immunsystem hilft dabei nicht nur gegen das Coronavirus, sondern auch für die restlichen Erkältungszeiten im Jahr. Es ist das körpereigene Abwehrsystem, das Erreger bekämpft, die in unseren Körper eindringen. Sind die Erreger hartnäckig, treten bei dem Kampf gegen sie unsere typischen Krankheitssymptome auf wie zu Beispiel Husten, Schnupfen oder Fieber.

Die ersten Abwehrreaktionen finden dabei schon an Haut und Schleimhäuten statt, also den eigentlichen Empfängern dieser Erreger wie Nase oder Mund.

Lymphknoten und Lymphbahnen bilden dabei Sammelstellen und Transportwege der Abwehrzellen, die unter anderem auch in der Milz gespeichert werden. Gebildet werden sie im Knochenmark, dem Thymus und den Mandeln.

Ist das Immunsystem geschwächt oder nicht stark genug, können schon wenige und normalerweise harmlose Erreger, die zum Beispiel einen Schnupfen auslösen, gefährlich für den Körper werden. Um das eigene Immunsystem zu stärken, gibt es viele verschiedene Möglichkeiten.

Eine ausgewogene Ernährung mit frischem Obst und Gemüse sowie ausreichend Flüssigkeit bieten den Grundbaustein eines jeden Immunsystems. Beim Trinken sollten Sie dabei auf Mineralwasser oder Tees zurückgreifen. Vor allem bieten sich dabei die Sorten

Ingwer, Chili, Salbei, Cystus und Nelken an, die eine antibiotische - also eine keimtötende - Wirkung auf den Körper haben. Durch Cystustee kann die Ansteckungsgefahr durch Viren gesenkt werden. Auch Grüner Tee und Sonnenhut, sowie ätherische Öle zum Gurgeln sollen sehr wirkungsvoll sein.

Weitere „Immunbooster" sind beispielsweise: Eisen, Ingwer (hemmt Bakterienwachstum), Knoblauch (senkt Infektionsrisiko), Beeren (hemmen Bakterienwachstum), Kokosöl (hemmt Bakterienwachstum), Probiotika (z.B. aus Sauerkraut, Kefir, Joghurt, hilft bei Atemwegsinfektionen), chinesische Astragaluswurzel (antioxidative und antivirale Wirkung)

Vitamine und Mineralien, vor allem Vitamin C, Vitamin D, Zink und Selen sollten in unserem Körper immer vorhanden sein. Doch auch genügend Schlaf, der ungefähr 8 Stunden pro Nacht betragen sollte, kann sich positiv auf unser Abwehrsystem auswirken. Denn ein fitter und ausgeruhter Körper, ist ein gut funktionierender Körper. Dies bezieht sich auch auf die Bewegung, die Sie ihrem Körper bieten sollten. Vor allem an der frischen Luft bei Sonnenschein oder Kälte und einem ausgeglichenen Training hat Bewegung eine besonders gute Auswirkung auf das Immunsystem.

Auch dem regelmäßigem Wechselduschen und der heißen Sauna werden große Immunisierungskräfte nachgesagt (beides nur für gesunde Menschen empfehlenswert). Dabei fördert die Sauna die Produktion von Antikörpern auch dadurch, dass durch die Hitze eine Krankheit mit Fieber simuliert wird.

Die Wirksamkeit von Sauna, Heißbädern und Heiß-
getränken und normalen Getränken gegen das
Coronavirus um die Viren abzutöten oder in den Ma-
gen zu spülen, konnte bisher entgegen vielen Behaup-
tungen auf WhatsApp und Facebook von offizieller
Seite nicht bestätigt werden.

Das Händewaschen ist außerdem von großer Be-
deutung, um die Bakterien und Viren zu reduzieren
und das Immunsystem so nicht zu überlasten.

Rauchen, Alkohol oder andere Drogen sowie
Stresshormone wirken sich allerdings äußerst
schlecht auf unsere Abwehrkräfte aus und schwächen
sie zunehmend.

Die Nahrungsergänzungsmittel

Wenn Sie auf eine ausgewogene Ernährung mit viel Obst und Gemüse (möglichst roh) achten, sollten Sie grundsätzlich keine Nahrungsergänzungsmittel benötigen. Diese sollten in erster Linie bloß zum Einsatz kommen, wenn Sie unter Mangelerscheinungen wie Infektanfälligkeit, Nervosität, Müdigkeit oder Konzentrationsproblemen leiden. Dann sollten Sie sich an Ihren Arzt des Vertrauens wenden und mit ihm ihre Ergänzungswünsche besprechen. Ansonsten sollten Sie darauf achten, dass Nahrungsergänzungsmittel nur vorübergehend eingenommen werden.

Für die Immunabwehr jedoch wichtige Vitamine und Mineralien sind, wie im Kapitel zuvor erwähnt, Vitamin C, Vitamin D, Zink und Selen.

Ein Vitamin C-Mangel macht sich durch entzündetes oder blutiges Zahnfleisch bemerkbar, aber auch verlangsamte Wundheilung, Müdigkeit und erhöhte Infektanfälligkeit sind Anzeichen für zu wenig Vitamin C. Dieser kann vor allem während des Wachstums, bei Stress, chronischen Erkrankungen oder bei Rauchern auftreten und durch den Verzehr von genügend Paprika, Kohl, Zitrus- und Beerenfrüchten sowie Spinat vermieden werden.

Ein weiterer Grund für ein geschwächtes Immunsystem könnte auch ein Vitamin D-Mangel darstellen, der außerdem noch für Symptome wie Nervosität oder Konzentrationsprobleme verantwortlich sein kann. Vitamin D liefern Sie Ihrem Körper beispielsweise mit fettreichem Fisch, Tiererzeugnissen Sonnenblumenöl wie Butter, Milch und Eiern sowie aus Steinpilzen, Haferflocken und Süßkartoffeln. Vitamin D kann außerdem über das Sonnenlicht aufgenommen werden.

Sollten Sie weiße Flecken auf Ihren Fingernägeln entdecken, häufig krank werden unter Nachtblindheit oder Lernschwäche leiden, könnten dies Anzeichen für einen Zinkmangel sein. Zink befindet sich vor allem in Schalentieren, rotem Fleisch, Hülsenfrüchten, Geflügel und Fisch sowie in Milchprodukten und Eiern.

Ein Selenmangel kann ebenso wie ein Zinkmangel neben einer erhöhten Infektanfälligkeit auch für weiße Flecken auf Ihren Fingernägeln sorgen. Dazu können dünne und blasse Haare kommen sowie Blutarmut. Sie können einem Mangel mit dem Verzehr von Fleisch, Fisch und Eier, aber auch Milch- und Getreideprodukten entgegenwirken.

DIE CORONATESTS

Da sich COVID-19 immer stärker in Deutschland ausbreitet und die Testkapazitäten begrenzt sind, kann nur eine bestimmte Gruppe von Menschen getestet werden. In diese Gruppe fallen Sie beispielsweise, wenn Sie Krankheitssymptome zeigen wie Husten, Niesen Halsschmerzen oder Fieber und in den vorherigen zwei Wochen Kontakt zu einem Erkrankten hatten, der positiv auf Corona getestet wurde. Darunter zählen auch Krankenhausmitarbeiter und anderes Personal, das viel mit Risikogruppen zusammenarbeitet (mehr zur Risikogruppe finden Sie im gleichnamigen Kapitel), wie zum Beispiel Altenpfleger/ innen sollen sich bei auftretenden Symptomen testen lassen.

Unter anderem werden Kontaktpersonen, die von dem positiv getesteten Coronapatienten angegeben werden, kontaktiert und ebenfalls zu einem Coronatest geladen.

Ein Test wurde anfangs ebenfalls angeordnet, wenn sich Symptome zeigten, nachdem jemand aus einem Risikogebiet kam, wie Italien oder aus dem Kreis Heinsberg bei Mönchengladbach, wo sich das Virus zuerst in Europa und Deutschland ausbreitete. Durch die frühe Verbreitung wird Heinsberg auch gern für Coronastudien in Deutschland herangezogen. Auch bei einem schlechten Krankheitsverlauf, der mit Atemnot oder hohem Fieber einhergeht, oder eine Vorerkrankung vorliegt, die Sie zu der Risikogruppe zählen würde, Sie Kontakt zu einem

Coronakranken hatten, oder in einem Gesundheitsberuf arbeiten, sollten Sie getestet werden.

Wenn Sie den Verdacht haben, sich mit dem Coronavirus infiziert zu haben, sollten Sie keinesfalls in eine Arztpraxis gehen, da dort die mögliche Ansteckungsgefahr für Sie selbst und andere Patienten viel zu groß wäre. Bei einem Verdacht melden Sie sich bei dem ärztlichen Bereitschaftsdienst unter der Rufnummer 116 117 und beim örtlichen Gesundheitsamt. Dort werden Sie über die Tests informiert und sollten Sie in die zuvor genannten Gruppen gehören, die für Tests zugelassen werden, bekommen Sie einen Termin bei einer Teststelle. Einige Bundesländer bieten auch sogenannte Drive-In-Tests an, um das Ansteckungsrisiko zu verringern, indem der zu testende Abstrich durch das geöffnete Autofenster entnommen wird. Außerdem gibt es Gemeinden und Städte, die Mitarbeiter für einen Abstrich der Verdachtsperson zu ihr nach Hause schicken, wo eine Probe an der Haustür entnommen wird.

Die Probe wird meistens mit einem speziellen Wattestäbchen aus dem Hals entnommen. Es gibt allerdings auch die Möglichkeit einen Nasenabstrich durchführen zu lassen. Die Auswertung dauert laut des Robert-Koch-Instituts in der Regel vier bis fünf Stunden. Die Verdachtsperson erhält das Ergebnis ihres Tests zwischen 24 und 48 Stunden später. Während dieser ein bis zwei Tage sollten Sie sich selbst unter Quarantäne stellen, um die Möglichkeit, andere mit dem Coronavirus anzustecken, auszuschließen.

Die Testmöglichkeiten in Deutschland und der Welt sollen immer mehr ausgeweitet werden, derzeit gibt es einige Möglichkeiten der Selbsttests von zu Hause aus, diese sind allerdings umstritten.

Die meisten Selbsttests schlagen an, wenn jemand das Virus gehabt hat und der Körper Antikörper gebildet hat, andere werden zum Einschicken ins Labor angeboten, sind aber meist noch relativ teuer (ca.150 €-250 €), umstritten und werden häufig auch als unseriös bezeichnet.

DAS SCHÜTZEN DER LIEBSTEN

Augenscheinlich leben wir momentan in einer Ausnahmesituation, die vielen von uns fremd und angsteinflößend ist. Doch das wichtigste ist, momentan Ruhe zu bewahren.

Der Staat wünscht sich von uns, dass wir ihren Aufforderungen Folge leisten und zu Hause bleiben insofern dies möglich ist.

Deshalb sollten Eltern gerade bei jugendlichen Sprösslingen, die sich bei den zunehmenden Frühlingstemperaturen wohl gerne mit Freunden treffen würden, hart durchgreifen und Ihnen anraten, zu Hause zu bleiben; ihnen verständlich zu machen, dass wir uns in einer Situation befinden, in der wir solidarisch sein und alle zusammenhalten müssen. Auch der Hinweis auf das Bußgeld, das sie erwarten könnte, sobald sie sich den Aufforderungen des Staates widersetzen, sollte stattfinden. Gerade Schüler besitzen meist weniger Taschengeld, um sich die zweihundert Euro Ordnungsgeld leisten zu können.

Familien wird geraten ihren Kindern, gerade wenn sie sich in einem Kindergarten- oder Grundschulalter befinden und die Gesamtsituation noch nicht zu gut verstehen, alles zu erklären und sie nicht anzulügen. Sie machen ihnen damit keine Angst, sondern bieten ihnen mit diesem Wissen Sicherheit. Erklären Sie ihnen, dass sie nicht auf den Spielplatz gehen oder Freunde treffen können, weil ein Virus viele Leute krank macht und sie euch und andere davor schützen wollen. Sollte Ihr Kind daraufhin Angst bekommen, lassen Sie es damit nicht allein, sondern reden Sie mit ihm darüber und beruhigen Sie es.

Machen Sie ihren Kindern klar, dass es sich bei den Schließungen der Schulen und Kitas nicht um Ferien handelt und, dass der Schulstoff, der von den Lehrern an die Eltern übermittelt wird, abgearbeitet werden muss.

Ermutigen Sie sich selbst und Ihre Liebsten zu regelmäßigem Händewaschen und erinnern Sie sie auch ans Eincremen, damit die Haut nicht zu sehr unter dem Waschen leidet. Auch das Handy zu desinfizieren ist wichtig, da das Mobilgerät überall hin mitgenommen, überall hingelegt wird und oft durch mehre Hände geht, wenn etwas darauf gezeigt wird. So ist das Smartphone ein klasse Überträger für Viren. Machen Sie den Kindern zudem klar, wie sie niesen und husten sollen, und zwar in die Armbeuge.

Die Zeit sinnvoll nutzen

Jetzt wo wir alle gebeten werden zu Hause zu bleiben, stellt sich die Frage, was wir mit all der Zeit anstellen sollen.

Eine wichtige Maßnahme, die sicher ein wenig Zeit frisst, ist das Informieren über die aktuelle Situation der Coronakrise, um immer auf dem neusten Stand zu bleiben. Das ist wichtig für Sie und die Allgemeinheit, ist jedoch auch kräftezehrend und anstrengend für das Gemüt.

Deshalb gibt es durchaus andere Ideen, den Tag zu verbringen.

Schulen und einige Firmen und Arbeitgeber bieten ein sogenanntes „Home-Office" an, das es möglich macht auch von zu Hause aus zu arbeiten und sich weiterzubilden. Dieses Angebot bringt dazu noch wesentlich mehr Struktur und Alltag in das Leben zurück, was wiederum eine gewisse Sicherheit bietet.

Eine beliebte Tätigkeit, die Zeit totzuschlagen, ist das Aufräumen des Hauses oder der Wohnung sowie des Hofes oder Gartens. Dieses Mal haben Sie Zeit für einen sehr ausführlichen Frühjahrsputz.

Sie könnten sich außerdem in den sozialen Medien umschauen und Ihre Freunde ermutigen, dasselbe zu tun. WhatsApp, Instagram, Facebook und Twitter vertreiben nicht nur die Langeweile, sondern verbindet auch. Sie können sich dort mit Verwandten, Bekannten und Freunden per Nachrichten, Bildern oder Videos austauschen und so trotz der Zeit zu Hause kommunizieren. Außerdem verhelfen gerade Facebook und Twitter immer, auf dem neusten Stand zu bleiben und diese Informationen auch zu teilen. Ganz klassisch hilft da auch das Telefonieren.

Trotz der Einschränkungen, was das öffentliche Leben betrifft, ist es Ihnen immer noch gestattet, sich draußen aufzuhalten, um beispielsweise Fahrrad zu fahren oder spazieren zu gehen.

Am besten können Sie die Zeit sinnvoll nutzen, indem Sie sich nicht zu viele Gedanken über die Krankheit machen und Ängste schüren, sondern sich auf die positiven Dinge des Lebens konzentrieren.

DAS SCHÖNE GESICHT VON CORONA

Viele Menschen fühlen sich durch die gegenwärtigen Ereignisse verunsichert und mitgenommen. Das ist aber häufig nicht notwendig. Mit einer sehr großen Wahrscheinlichkeit wird ein Jeder diese Krise unversehrt überstehen. Die Überlebenswahrscheinlichkeit des „Durchschnittsdeutschen" liegt nach einer Studie des Virologen Dr. Hendrik Streeck im Kreis Heinsberg bei 99,63%.

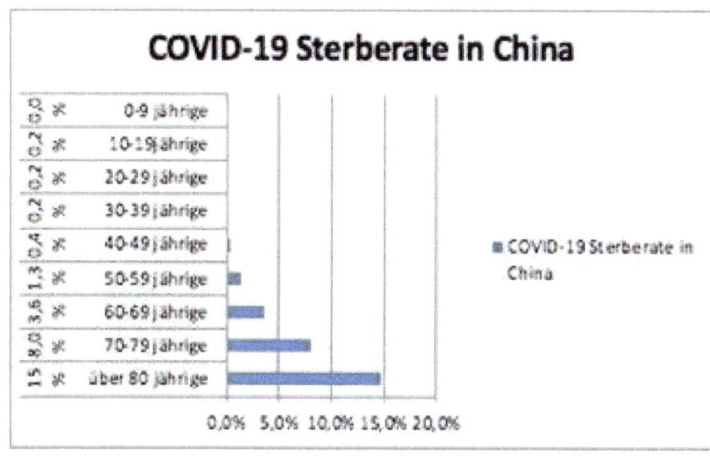

Quelle: de.statista.com

Die Krise bringt auch viele neue und positive Aspekte, so zum Beispiel, hat sich der CO_2 Ausstoß weltweit sehr stark reduziert. Die Fabriken produzieren weniger oder stehen still, dadurch benötigen sie weniger Strom, und der CO_2 Ausstoß der Stromversorgungsfirmen reduziert sich ebenfalls erheblich.

Autos und Schiffe fahren weniger, die Flugzeuge parken meistens am Boden, die Fischbestände und Korallenriffe in den Meeren können sich wieder etwas erholen, ebenso wie viele bedrohte Tierarten. Das Klima kann sich wieder normalisieren. Allein in Deutschland könnte sich der CO_2 Ausstoß nach Expertenmeinung um bis zu 100 Millionen Tonnen durch die Krise reduzieren.

Dadurch, dass die Menschen jetzt meistens zu Hause bleiben und viele „Home-Office" machen, können sie mehr Zeit mit ihren Familien verbringen. Für Untreue gibt es jetzt kaum noch Gelegenheiten.

In Italien angefangen und jetzt auch vielerorts in Deutschland, kann man zu bestimmten Zeiten den anerkennenden Applaus für das medizinische Personal, das herausragende Arbeit verrichtet in Zeiten der Coronakrise, von den Terrassen und Balkonen der Bevölkerung hören.

Manchmal werden auch Gesänge angestimmt, wie z.B. „Freude schöner Götterfunke" oder der Mond ist aufgegangen. Das fördert den Zusammenhalt und die Solidarität mit den Mitmenschen.

Auch die Regierungen und Staaten rücken jetzt näher zusammen und versuchen, an einem Strang gegen den gemeinsamen Feind, das Coronavirus, vorzugehen. Viele Feindseligkeiten werden jetzt in den Hintergrund gedrängt.

In vielen Ländern, auch in Deutschland, ist die Kriminalität stark zurückgegangen, es gibt weniger Einbrüche, wenn die Leute zu Hause sind, und auch Taschendiebstähle werden stark erschwert.

In Ländern mit nächtlicher Corona-Ausgangssperre (z.B. in einigen latein- und südamerikanischen Ländern), mit hohen Kriminalitätsraten, macht sich das besonders bemerkbar.

Vielerorts ist das „Home-Office" als gesunde Alternative auch nach der Krise akzeptiert und es wird sogar in der Politik diskutiert, das Recht auf Homeoffice gesetzlich zu verankern.

Für viele kann die Krise auch einen Wendepunkt im Leben bedeuten, an dem man sich umorientieren kann und Zeit zur Besinnung bekommt.

„Es ist der Zeitpunkt des Umorientierens und des Neubeginns" wie der Meditations-Erfolgscoach Fred Herbst auf seinen Seminaren lehrt. Er, der die Lehren des positiven Denkens von Dr. Joseph Murphy „Vater des Positiven Denkens" im deutsch-
sprachigen Raum weitergibt, erklärt, exklusiv für die Leser dieses Buches, im folgenden Kapitel wie wichtig es gerade zum jetzigen Zeitpunkt ist, sich auf das Positive zu konzentrieren und nicht von stetigen negativen Meldungen und Angst verunsichern zu lassen.

DIE KRISE ALS CHANCE

„Überlieferte Weisheiten und Wahrheiten

Krisen gab es zu allen Zeiten, und zu allen Zeiten fanden Menschen Lösungen. Außergewöhnlich wirkungsvolle Techniken, die heute wie damals helfen, auch in den schlimmsten Krisen Lösungen zu finden. Auch wenn der moderne Mensch von heute nur allzu leicht herabblickt auf die Menschen früherer Zeiten, und ihr tiefes Wissen um die Geheimnisse des Lebens gerne als Aberglauben abtut und belächelt,

so können Sie gewiss sein, dass dem, der sich die Mühe macht sich einmal unvoreingenommen damit zu beschäftigen, ungeahnte Möglichkeiten erschließen.

Nicht nur in der Kabbala (was wörtlich `das Überlieferte´ bedeutet, diesem über 4000 Jahre alten Weisheitssystem des Judentum, sondern in allen 5 Weltreligionen finden sich diese geheimnisvollen Formeln, Meditationen, Gebetstechniken und Übungen, magische Kraftgesänge, die Teils im Geheimen – vom Lehrer zum Schüler – mündlich überliefert wurden, zum anderen in den `Heiligen Schriften´ niedergeschrieben wurden.

Das besondere an vielen dieser Techniken ist, dass sie auf geheimnisvolle Weise auch dann wirken, wenn der Anwender zunächst überhaupt nicht an die Wirksamkeit glaubt! Es genügt, sie einfach nur regelmäßig anzuwenden. Dazu genügen häufig schon ein paar Minuten täglich. Ihre Wirkung ist vergleichbar mit den Zuckerkügelchen, den Globuli in der Homöopathie. Selbst mit feinsten Messgeräten können die Wirkstoffe nicht mehr nachgewiesen werden und wissenschaftlich betrachtet `nichts mehr drin ist´, so wirken Sie dennoch nachweisbar. Sie enthalten nur einen Geist, eine Information. Ähnlich geheimnisvoll wirken viele der überlieferten Übungen.

Was können diese alten Weisheitslehren dem heutigen Menschen bieten? Zunächst einmal muss man wissen, dass es für alle Lebensbereiche spezielle Übungen gibt. Von der Suche nach dem Sinn des Lebens bis zur Partnerschaft, von der Heilung, bis zum Wohlstand gibt es ganz konkrete `Techniken,´ die der Mensch kann, um die Situation zum Positiven zu verändern.

Bedingt durch die Krise werden sich existentielle Ängste ausbreiten. Dies ist aktuell das alles überlagernde Lebensthema der Menschen. Darum stelle ich in drei kurzen Videos drei wirkungsvolle Übungen vor: Zum Schutz und zum Erlangen von edlem Wohlstand. Einem Wohlstand, der im Einklang steht mit dem Wohl der Welt. Der darauf abzielt Möglichkeiten zu finden, sein Geld mit Freude zu verdienen. Diese Zeit ist perfekt für einen Neubeginn. Es ist, als ob alle neu starten, jeder mit denselben Chancen. Und diese Techniken helfen unabhängig von Schulbildung oder Ausbildung.

(näheres zu Fred Herbst und seinen Techniken am Ende dieses Buches und in Band 2)

DER VORRAT

Seit Corona auch ein Thema für die deutsche Bevölkerung wurde, begannen die „Hamsterkäufe" in jedem Supermarkt des Landes.

In Deutschland werden vor allem Toilettenpapier, Desinfektionsprodukte und Brotmischungen eingekauft. Doch auch Nudeln, Reis, Mehl, Tomatenprodukte, Vitamin C Tabletten und haltbare Fertigprodukte, wie Dosensuppen werden von den Deutschen „gehamstert."

In anderen Nationen wie zum Beispiel den Niederlanden wurden die Coffeeshops gestürmt, um sich einen Vorrat an Cannabis zu sichern. Frankreich hingegen kauft vor allem ihr nationales Wahrzeichen, das Baguette, ein, während sich die US-Bürger an ihre Waffen klammern. Vielerorts werden in den USA nämlich überforderte Polizeibeamte und auch Plünderungen befürchtet.

Doch die „Hamsterkäufe" geraten schon nach kurzer Zeit außer Kontrolle. Es besteht zwar bisher keine Gefahr für eine Versorgungsknappheit und trotzdem war vor allem zu Beginn des „Hamsterns" viele Regale in sämtlichen Supermärkten leergefegt. Sodass viele Haushalte, die einen schlichten Einkauf für ihre Liebsten wollten, mit fast leeren Einkaufstüten nach Hause kamen.

Natürlich ist es vernünftig sich für einen möglichen Krisen- oder Katastrophenfall einen Lebensmittelvorrat anzuschaffen. Dabei sollte man sich an die

Vorratsliste pro Person des Bundesgesundheitsministeriums halten: »Getränke (20 Liter); Getreide, Getreideprodukte, Brot, Kartoffeln, Nudeln, Reis (3,5kg); Gemüse, Hülsenfrüchte (4 kg); Obst, Nüsse (2,5kg); Milch, Milchprodukte (2,6 kg); Fisch, Fleisch, Eier bzw. Volleipulver (1,5 kg); Fette, Öle (0,357 kg); sonstige Lebensmittel nach Belieben[,]« aber trotzdem nur in Maßen.

Neben den Lebensmitteln sollte man sich zudem auch in anderen Bereichen absichern. Dies bezieht sich auf die Hausapotheke, die man mit einem DIN-Verbandskasten, Schmerzmittel, Desinfektionsmittel aller Art und Mittel gegen Erkältungskrankheiten sowie gegen Durchfall ausrüsten sollte.

Hygieneartikel wie Seife und Waschmittel sowie Zahnbürste Zahnpasta, Müllbeutel und Haushaltshandschuhe sollten in einem Haushalt ebenfalls nicht fehlen. Genauso wenig Kerzen, Brennstoffe und Batterien.

Bei all diesen Besorgungen gilt jedoch weiterhin, sich zu überlegen wie viel man davon in einer Zeitspanne von 10 Tagen verbrauchen könnte und dementsprechend einzukaufen.

WICHTIGE MEDIZINPRODUKTE

Die ganze Welt arbeitet an möglichen Behandlungsmethoden für das Coronavirus und vor allem China,
Thailand, USA, Japan und Kuba zeigen erste Erfolge.
Ob und wann Medikamente jedoch für jeden zugäng-
lich sein werden, ist ungewiss.

China untersucht in diesem Zusammenhang ein
HIV-Medikament sowie Hepatitis C-Medikamente
und den Wirkstoff Favilavir, der in China und Japan
bisher ausschließlich zur Grippetherapie zugelassen
ist.

Ein als wirksam erwiesener Wirkstoff Chloroquin
(von der Bayer AG), der eigentlich für Malaria-Medi-
kamente benutzt wird, wurde ebenfalls von chinesischen Forschern entdeckt.

Eine kubanisch-chinesische Firma erprobt mehrere
Alpha-Interferonen, die zumindest in einigen Ländern eine Zulassung genießen und demnach große
Mengen des Medikaments produziert werden könnten. Das Arzneimittel wird bisher zur Therapie von
Hepatitis Typ B und C sowie verschiedener Krebsar-
ten verwendet.

Und auch Thailand erzielte bereits am 2. Februar
2020 einen großen Erfolg, indem sie einer an COVID-
19 erkrankten Frau einen Cocktail aus HIV- und Grip-
pemedikamenten verabreicht hätten, die binnen 48
Stunden keine Coronaviren mehr aufweisen würde.

Auch das für Ebola entwickelte, aber dafür wenig
wirkende Medikament Remdesivir gilt als sehr

erfolgversprechend und befindet sich bereits in einigen Teststudien im Einsatz.

In Japan und mittlerweile auch in Deutschland gibt es bereits erfolgreiche und vielversprechende Tests mit der Antikörper-Blutplasmaübertragung, von gesundeten COVID-19 Patienten auf kranke.

DER IMPFSTOFF

Neben der Suche nach Medikamenten, um das Coronavirus zu behandeln, wird weltweit auch ein Impfstoff erprobt, der zur Vorbeugung einer Infektion zur Stelle sein soll.

Die ersten Teststudien für Impfstoffe laufen bereits weltweit. Besonders erfolgversprechend gelten hierbei Forschungsinstitute aus: USA, China, Frankreich, Deutschland, Österreich, Schweiz, Südkorea, Japan, Indien und Israel

Optimisten reden von Herbst oder Winter 2020, doch die Forscher versuchen realistischer von dem Frühjahr 2021 zu sprechen, wenn es um die Zulassung eines für alle zugänglichen und sicheren Impfstoffs geht.

Die Szenarien

Wir betrachten folgende Szenarien:

Die Bundesregierung versucht momentan die Infektionszahlen derzeit, anhand einer Obergrenze unter Kontrolle zu halten. Die Maßnahmen werden verschärft, wenn sich die Infektionszahlen der Obergrenze nähern, und wieder gelockert, wenn sie sich im unteren Bereich befinden, alles natürlich unter der Berücksichtigung der Zeitverzögerung, da die Inkubationszeit bis zu 2 Wochen, selten auch noch mehr betragen kann. Dadurch versucht, sie eine Überlastung der Krankenhäuser zu vermeiden, und die Infektionszahlen können kontrolliert werden.

Problem: Die Herdenimmunität baut sich sehr langsam auf, und die Pandemie zieht sich in die Länge.

Um die Pandemie schneller zu beenden, kann die Bildung der Herdenimmunität beschleunigt werden wie das u.a.in Schweden angestrebt wird und keine großen Corona-Maßnahmen verpflichtend für die Bevölkerung eingeführt wurden. Vorteil: die Wirtschaft wird weniger stark belastet und durch die stark anwachsende Herdenimmunität, kann sich die Pandemie möglicherweise schneller auflösen.

Problem: es besteht leichter die Gefahr, dass die Pandemie außer Kontrolle gerät und die Krankenhäuser überlastet werden, wie es in Italien und Madrid anfangs der Fall war.

Zwei weitere Alternativszenarien die derzeit diskutiert werden:

1. Die Menschen der Risikogruppen könnten isoliert werden, und das Leben für die anderen könnte ganz normal weitergehen, es könnte schneller Herdenimmunität aufgebaut werden.

Problem: auch bei Menschen der Nichtrisikogruppen kann die Krankheit vereinzelt einen schlimmen Verlauf nehmen, und es können laut einer „Hong Kong Studie" häufig Langzeitschäden an Organen bleiben. Außerdem können in den Krankenhäusern und Altersheimen können die Risikogruppen nur schwer isoliert werden.

2.Alternativszenario

Alle (gesunden)Menschen in Deutschland (oder in einem isolierten Bezirk) werden 14 bis 21 (so die Zeitspanne von der Ansteckung bis zum „uninfektiös" sein) Tage in häusliche Quarantäne gesetzt. Für eine ausreichende Bevorratung muss gesorgt werden (notfalls mit staatlichen finanziellen Zuschüssen), so dass auch die Lebensmittelindustrie während der Zeit nicht mehr benötigt wird und auch alle Lebensmittelgeschäfte geschlossen bleiben können.

Nur bei Notfallberufen wird noch mit halber Besetzung gearbeitet, z.B. in Krankenhäusern, Altenheimen, Polizei, Feuerwehr, Versorgern. Dort geht erst die eine Hälfte der Mitarbeiter dann (nach 14-21 Tagen) die andere Hälfte in Quarantäne. Nach der Isolationszeit bleiben nur die Menschen bei denen Coronasymptome in dieser Zeit aufgetreten sind weiter

isoliert. Es besteht die Hoffnung, dass danach nur noch eine geringe Zahl infizierter unisolierter Personen
übrigbleibt, deren Kontaktpersonen aber beispielsweise anhand einer App nachvollzogen, und das Virus somit unter Kontrolle gebracht werden könnte. Wenn die Grenzen wieder öffnen, müssten aus dem Ausland Anreisende erst einmal 14 Tage in Quarantäne verbleiben.

Problem: gerade in Krankenhäusern und Altenheimen ist während dieser Zeit besondere Sorgfalt gefragt, damit die Ansteckung über die Patienten nicht von der einen Hälfte auf die andere Hälfte der Belegschaft übergeht (die nach 14-21 Tagen wiederkommt).

Bei unwissentlich Infizierten, bei denen sich keine Symptome zeigten, besteht die Gefahr, dass einige wenige selbst nach den 2-3 Wochen noch ansteckend sind und das Virus unkontrolliert weitergeben können.

Fazit: das Virus wäre kontrollierbarer und die Wirtschaft könnte nach den 2-3 Wochen normal weiterlaufen.

Bestimmt weiß man leider wohl erst nach der Krise, was am besten funktioniert hätte, aber es hilft, wenn andere Länder auch andere Wege gehen, damit man schneller herausfinden kann, welches der beste Weg ist, und wir spätestens bei der nächsten Pandemie besser vorbereitet sind.

DIE WIRTSCHAFT

Der Sachverständigenrat erwartet nach einem massiven Einbruch der Wirtschaftsleistung durch die Coronakrise eine ebenso starke Erholung, das sogenannte V-Szenario. Dies hänge allerdings mit der Dauer der Krise zusammen, die im besten Fall zu einer Erholung der Wirtschaft 2021 sorgen sollte. Je nachdem welches Ende das Coronavirus nimmt, würde die Wirtschaftsleistung um 7,2 bis 20,6 Prozentpunkte sinken.

Laut dem Münchener Ifo-Institut könnte diese Pandemie die deutsche Volkswirtschaft Hunderte von Milliarden Euro kosten.

Während die meisten Geschäfte schließen müssen und dort ein erkennbarer Job Abbau zu erwarten ist, erfahren Supermarktketten und der Onlinehandel und die Paketdienste einen Schub, der wohl viele neue Jobs bringen sollte. Auch die Wertpapierbörse leidet unter einem Sinken der Kurse. Der Dax (Deutsche Aktienindex) fiel in einem historischen Ausmaß um über 40% von Mitte Februar bis Ende März.

Ende April gab es die ersten Lockerungen für kleine Geschäfte, die wohl besonders unter den Schließungen gelitten haben. Doch weiterhin bleibt vieles zukünftige unklar und ist gerade für die Geschäfte, die lange auf Datum für die Wiedereröffnung warten mussten, sehr frustrierend.

Um die große Konkurswelle in Deutschland ein wenig einzudämmen, gewährt die Bundesregierung staatliche Fördermittel und Kredite für die meisten Betriebe, die unter der Krise stark zu leiden haben. i.d.R. bekommen die kleineren Unternehmen hierbei ihre fixen (festen) Kosten abzüglich sonstigem Gewinn erstattet, bis zu max. 3 oder 5 Monaten bis zu maximal 9000 € bzw. 15000 € (es muss also ein negatives Betriebsergebnis vorliegen). Die großen Unternehmen können zinslose Kredite bekommen.

DIE MEDIENHYSTERIE

Die Medien stürzen sich natürlich auf jeden Skandal, der sich ihnen bietet und je mehr Ohren und Augen sie darauf aufmerksam machen, desto mehr Beiträge können sie über das Thema verbreiten.

Letztes Jahr wurde vor allem die Flüchtlingskrise breitgetreten, zum Abschluss des Jahres 2019 waren die Buschbrände Australiens überall zu sehen und zu Beginn 2020 beherrscht jetzt die Coronakrise ein jedes Fernsehprogramm.

Auch in sozialen Netzwerken werden Posts und Memes über das momentane Topthema verbreitet.

Dabei löst ein aktuelles Thema das vorherige nahtlos ab und zieht all seine Aufmerksamkeit auf sich, sodass das zuvor heiß diskutierte Thema und andere Ereignisse kaum noch Gehör bekommen.

Es sind globale Ereignisse, die die große Welle in den Medien machen; natürlich, sie betreffen ja schließlich auch uns alle. Jeder kann mit jedem darüber reden, es wird zu einem Gesprächsthema für jedermann und darauf reagieren Nachrichten, Zeitungen und soziale Netzwerke mit mehr Stoff. So wird das Thema immer größer und größer, bis es niemand mehr übersehen kann.

Ja, man könnte beinahe sagen, dass die Medienhysterie verbindet.

Doch durch all die vielen Beiträge, die sich meist kaum von einem anderen, der das gleiche Thema bespricht, unterscheidet, entsteht eine Dringlichkeit, die bei einer Masse von Menschen schnell zu einer Panik, einem Wahn führen kann.

So kleben wir alle vor den Fernsehern, hören Radio und lesen die neusten Beiträge, um auf dem aktuellen Stand zu bleiben. Oft und vor allem in der momentanen Coronakrise ist dies sicher nicht schlecht. Sind doch Nachrichten vom Vortag heute schon wieder überholt.

Allerdings ist diese Masse von Beiträgen wirklich notwendig oder schüren sie bloß die Angst der Bevölkerung? Die Stimmung kann leicht umkippen, wie man bei den jüngsten Protesten in Berlin und Stuttgart gesehen hat. Hier sind gegen die Corona-Maßnahmen der Regierung, vor allem gegen die Versammlungsverbote demonstriert worden. Aus Sicht der Demonstranten wird das ganze Coronathema maßlos übertrieben.

Gefährlich sind auch die sogenannten „Fakenews", also Falschmeldungen, die über das Coronavirus vor allem über die sozialen Netzwerke verbreitet werden. Bei falschen medizinischen Ratschlägen können diese auch manchmal sehr gefährlich werden.

Beispiele Fakenews: Das Schmerzmittel Ibuprofen verschlimmere eine Coronainfektion, radikale verkürzte Öffnungszeiten der Supermärkte

Auch vor Betrug durch sog. Fakeshops wird gewarnt, die angeblich Schutzmasken von renommierten Herstellern verkaufen, aber in Wirklichkeit die Leute nur um ihr Geld bringen wollen.

Die Zukunft

In Deutschland dürfen Sie noch auf die Straßen. Sie können spazieren gehen und sich mit einer weiteren Person treffen. Sie sind eingeschränkt in dem, was Sie tun und Sie erwartet auch jetzt schon Geld- und Freiheitsstrafen, wenn Sie sich mit einer Gruppe von Menschen treffen oder beispielsweise Ihren Friseursalon in der Shutdown-Phase öffnen würden.

Doch Italien stand lange unter vollständiger Quarantäne. Was hier bloß für die Infizierten gilt, betraf dort jeden einzelnen Bürger: Das Haus durfte nicht verlassen werden, weder um mit dem Hund Gassi zu gehen noch für eine kleine Fahrradtour, um den Kopf frei zu bekommen. Bloß zum Einkaufen aus dem Haus durften die Italiener auf die Straße; sie wurden sogar von Sicherheitskräften mit Drohnen überwacht.

Dazu muss jedoch gesagt werden, dass Italien zu diesem Zeitpunkt zu den am meisten von der Coronakrise betroffenen Ländern der Welt gehörte. Deutschland ist von solch drastischen Maßnahmen bisher zum Glück verschont geblieben.

Die Zukunft mit Corona ist derzeit sehr ungewiss. Wir wissen weder, wann sich die Lage rund um das Coronavirus lockern wird, durch welche Maßnahme die Pandemie schließlich ihr Ende findet, und wie das Leben danach wieder aussehen wird.

Doch bis dahin ist das beste, das Sie tun können: Ruhe bewahren und die Schutzmaßnahmen der Regierungen, egal wie Sie diese momentan auch selbst beurteilen mögen, einhalten, um unser aller Wohl willen.

DAS FAZIT

Die Situation zusammenhängend mit dem Coronavirus ist vor allem eines: ungewiss.

Unsicherheit und die daraus resultierende Angst beherrschen gemeinsam mit einer allgemeinen „Genervtheit" die Bevölkerung. Es ist anstrengend, nicht zu wissen, wie die Zukunft aussehen wird, jetzt mehr denn je. Ein Gefühl der Hilflosigkeit unterstützt all diese zermürbenden Gedanken.

Die Medien überhäufen die Bürger mit Nachrichten und Hinweisen, jeden Tag aufs` Neue, ohne eine wirkliche Veränderung zu dokumentieren. Händewaschen, Lüften, Sicherheitsabstand und ja nicht raus gehen, wenn es nicht unbedingt nötig ist.

Nach Wochen, ja voraussichtlich Monaten, der Einschränkung, steigt die Missgunst in der Bevölkerung. Stimmen des Widerspruchs gegen den Staat werden laut, Ungeduld und Misstrauen, ob all dies wirklich nötig ist, bauschen auf.

Im Nachhinein kann festgestellt werden, dass die Weltgesundheitsorganisation WHO und die meisten Regierungen, nach der chinesischen u.a. auch die deutsche das Virus anfangs zu lange unterschätzt haben, so dass es sich zu lange fast ungehindert ausbreiten konnte.

Die Ausbreitung des Coronavirus zu verlangsamen, um die Krankenhaus- und Medizinerkapazitäten nicht zu überlasten, ist momentan wohl das wichtigste Ziel, das wir alle vor Augen halten sollten. Und um dieses zu erreichen, sollten wir alle das tun, was der Staat von uns verlangt.

Das Leben auf der ganzen Welt ist eingeschränkt und versucht so den Kampf gegen eine infektiöse organische Struktur zu gewinnen, von der man sich immer noch nicht sicher ist, ob man sie zu den Lebewesen zählen soll oder nicht. Wann wir diesen Kampf gewinnen, ist, wie im ersten Satz bereits erwähnt, ungewiss.

Die Wirtschaft erleidet durch die vielen Schließungen und die neu gesetzten Prioritäten einen ziemlichen Dämpfer, aber dafür ist unser CO_2-Ausstoß so gering wie schon lange nicht mehr.

Menschen leiden und sterben, und deshalb ist es auch in dieser Krise wieder von unwahrscheinlich großer Wichtigkeit, dass wir nun alle zusammenhalten, um all das zu überstehen.

Nachwort des Autors

Das zweite Coronabuch welches in Kürze publiziert werden wird Corona made in USA?", beschäftigt sich vor allem mit der Entstehung und Entdeckung des Virus`, setzt aber schon viele Jahre früher an, beginnend mit den Voraussagen von Autoren, Wahrsagern, „Verschwörungstheoretikern und Wirtschaftspropheten. War es nur Zufall, dass sie mit Ihren Voraussagen richtig lagen oder steckt mehr dahinter??

Ist Corona „made in USA"???Oder doch in China?? Oder einem anderen Land?? Kam das Virus auf natürlichem Wege vom Tier zum Menschen oder hat jemand unwissentlich oder wissentlich nachgeholfen?? Gibt es längst ein Medikament gegen Corona welches uns aber auf Grund seiner Unprofitabilität verschwiegen wird? Ist COVID-19 die Einleitung einer neuen Weltordnung oder nur die Phantasie der Verschwörungstheoretiker?

Hinweis, Haftungsausschluss,

Alle Informationen, die zur Erstellung dieses Buches geführt haben, sind den Quellen des u.g. zugehörigen Literaturverzeichnisses zu entnehmen. Der Autor übernimmt keine Gewähr für die Aktualität, Korrektheit, Vollständigkeit oder Qualität der bereitgestellten Informationen.

Bitte sprechen Sie sämtliche Handlungen in Bezug auf COVID-19 mit Ihrem Hausarzt oder dem Gesundheitsamt ab.

Infos und Kontakt:

Bitte lassen Sie sich benachrichtigen, wenn die Fortsetzung dieses Buches (Corona made in USA?)
oder andere neue Bücher publiziert werden, und sich per E-Mail oder Facebook für den Newsletter eintragen.

Kontakt zum Autor:

leoleosano@web.de

facebook: leoleosano

www.leoleosano.de

Info und Kontakt zum Meditations-Erfolgscoach Fred Herbst:

www.fredherbst.de

Sonderbonus für die ersten 50 Leser dieses Buches:

1 gratis Audio CD-Download Thema „Ziele erreichen" im Wert von 16,90€ unter folgendem link:

https://fredherbst.de/produkt/cd-ziele-erreichen/

Rabattcode: Krise-als-Chance

Literaturverzeichnis:

https://www.bundesregierung.de/breg-de/themen/coronavirus

https://de.wikipedia.org/wiki/COVID-19-Pandemie

https://www.merkur.de/welt/corona-deutschland-grenzen-seehofer-nrw-bayern-todesopfer-rki-symptome-news-tote-sars-cov-2-zr-13595636.html

https://www.dzif.de/de/glossar/rna-viren

https://www.bghw.de/presse/pressemitteilungen/aktuelle-pressemitteilungen/das-coronavirus-tipps-fuer-handel-und-warenlogistik

https://www.helmholtz-hzi.de/de/wissen/wissensportal/keime-und-krankheiten/coronaviren/

https://www.onmeda.de/krankheitserreger/viren.html

https://abitur-wissen.org/index.php/biologie/genetik/686-genetik-vermehrung-von-dna-und-rna-viren

https://www.planet-wissen.de/natur/mikroorganismen/viren/index.html

https://de.wikipedia.org/wiki/Virushülle

https://www.infektionsschutz.de/infektionskrankheiten/uebertragungswege/troepfcheninfektion.html

https://www.infektionsschutz.de/infektionskrankheiten/uebertragungswege.html

https://www.focus.de/gesundheit/ratgeber/faq-zahlen-mit-bargeld-oder-karte-was-ist-besser_id_11716274.html

https://www.bild.de/ratgeber/2020/ratgeber/symptome-ist-es-grippe-oder-das-coronavirus-67631536.bild.html

https://www.rki.de/DE/Content/InfAZ/S/SARS/Klinik.html

https://www.nlga.niedersachsen.de/startseite/infektionsschutz/krankheitserreger_krankheiten/sars/sars-19308.html

https://www.tagesschau.de/inland/sars-101.html

https://de.wikipedia.org/wiki/SARS-CoV-2

https://www.sciencemediacenter.de/alle-angebote/fact-sheet/details/news/wie-toedlich-wird-das-coronavirus-1/

https://www.radiohamburg.de/Nachrichten/Corona-Krise/Service/Virus-und-Krankheit-Der-Unterschied-zwischen-Covid-19-und-Sars-CoV-2

https://www.infektionsschutz.de/erregersteckbriefe/grippe-influenza.html

https://www.aerzteblatt.de/nachrichten/53762/WHO-SARS-ist-noch-nicht-tot

https://www.focus.de/gesundheit/weltweit-wo-tritt-sars-cov-2-auf-echtzeit-karte-zeigt-die-verbreitung-der-krankheit_id_11600668.html

https://healthcare-in-europe.com/de/news/wie-lange-ueberleben-coronaviren-auf-flaechen.html

https://www.mdr.de/wissen/corona-ueberle-bensdauer-oberflaechen-metall-plastik-100.html

https://www.ndr.de/ratgeber/gesund-heit/Coronavirus-Krankheits-Verlauf-Behandlung-Covid-19,coronavirus556.html

https://www.br.de/nachrichten/wissen/wissen-schaftler-vermuten-coronavirus-stammt-von-fleder-maeusen,RpRulXT

https://www.tagesschau.de/inland/corona-faq-107.html

https://www.jumpradio.de/thema/corona-vi-rus-quarantaene-rechte-regeln-strafen-100.html

https://www.n-tv.de/mediathek/audio/Wie-sieht-die-Corona-Quarantaene-aus-ar-ticle21643019.html

https://www.spiegel.de/panorama/bil-dung/coronavirus-wo-schulen-und-kitas-geschlos-sen-werden-a-30dc65e6-b6bc-4787-9113-f8a4945005bb

https://www.tagesschau.de/inland/corona-schulschliessungen-103.html

https://www.muenchen.de/aktuell/2020-03/coronavirus-einkaufen-einzelhandel-schliesst-la-denoeffnungszeiten-verlaengert.html

https://de.wikipedia.org/wiki/Spani-sche_Grippe

https://de.wikipedia.org/wiki/Pest

https://de.wikipedia.org/wiki/Schwarzer_Tod

https://www.verbraucherzentrale.de/aktuelle-meldungen/gesundheit-pflege/coronavirus-wie-siesich-schuetzen-und-wer-sich-testen-lassen-sollte-45054

https://www.aqualog.de/blog/zistrosen-wirksam-gegen-corona-infektion/

https://www.euractiv.de/section/energie-und-umwelt/news/analyse-deutschland-koennte-durch-corona-25-mio-tonnen-weniger-co2-freisetzen/

https://amp.welt.de/vermischtes/article207934037/Corona-Christian-Drosten-ueber-Aerzte-die-Quatsch-in-die-Welt-setzen.html?wtrid=kooperation.reco.taboola.free.welt.amp

https://www.lebensfreude-aktuell.de/astragalus-tragant/

https://eatsmarter.de/ernaehrung/gesund-ernaehren/schwaches-immunsystem

https://www.fitforfun.de/news/gesundheit-darauf-solltest-du-beim-wechselduschen-achten-298330.html

https://www.sueddeutsche.de/gesundheit/coronavirus-schwangere-1.4880238

https://www.tagesspiegel.de/wissen/woran-sterben-corona-patienten-wirklich-ein-schweizer-forscher-macht-hoffnung-im-kampf-gegen-covid-19/25750666.html

https://www.ruhr24.de/service/gemuese-obst-waschen-hygiene-coronavirus-fleisch-tipps-kunden-regeln-hilfe-nrw-zr-13755925.html

https://www.youtube.com/watch?v=_8F245m9YNE

https://www.dw.com/de/wie-deutschland-die-corona-gefahr-unterschätzt-hat/a-53472614

https://www.youtube.com/watch?v=JNV99guOvMo&feature=youtu.be